Stotterfrei leben

Stotterfrei leben

Ein Wegweiser für männliche Stotterer

Patricia Spemann-Nagel

tredition

Buchsatz von tredition, erstellt mit dem tredition Designer

Verlagslabel: Spemann-Nagel

ISBN Softcover: 978-3-9824524-0-1
ISBN Großschrift: 978-3-9824524-1-8

Druck und Distribution im Auftrag des Verlags:
Spemann-Nagel, Lessingstraße 12, 65189 Wiesbaden

Für wen dieses Buch geschrieben worden ist (statt Vorwort)

Liebe Leserin, lieber Leser,

Sie interessieren sich für sogenanntes psychogenes Stottern? Sie selbst stottern seit Ihrer Kindheit? Oder es geht Ihnen um einen Freund, der stottert und dem Sie helfen möchten?

Dann sind hier richtig. Dieses Buch erzählt, teilweise sehr persönlich, von einem Weg hin zu einem stotterfreien Leben als erwachsener Mann. Der Weg ist lang und manchmal anstrengend. Doch kann ich Ihnen versichern: Es lohnt sich.

Ich weiß dies aus eigener Anschauung. Mit 3 Jahren begann ich, wie viele Kinder, zu stottern. Die ganze Schulzeit konnte ich nicht laut vorlesen, was mich sehr belastete. Natürlich war ich schüchtern und versuchte, mein Stottern zu verbergen. Doch das ist der wesentliche Nachteil dieser Neurose: sie ist hörbar, für jeden. Und entgegen der offiziellen Meinung halten die meisten Menschen den stotternden Erwachsenen für dümmer als er normalerweise ist.

Mein Leidensweg begann zu enden, als ich mich mit 19 Jahren entschlossen hatte, dass ich nie wieder stottern wollen würde. Ich suchte mir Hilfe bei einem Mainzer Lehrbeauftragten, der mich als Studienobjekt nutzte und dabei mir half, weg vom Stottern zu kommen. Das ist jetzt 42 Jahre her und ich bin ihm dankbar: Herrn Professor Westrich.

Mittlerweile therapiere ich selbst Stotterer, wenn diese meinen Weg gehen möchten. Meine Therapie ist Hilfe zur Selbsthilfe.

Ich lebe nicht von meiner Therapie, die über die Ticianem UG (haftungsbeschränkt), Wiesbaden, angeboten wird. Dies hat den Vorteil, dass ich keiner Zielgruppe nach dem Mund reden muss und authentisch meine persönliche Meinung vertreten kann.

Herzlichen Dank sage ich meiner Frau Patricia, die mich, seit wir uns kennenlernten, immer unterstützt hat und die dieses E-Book geschrieben hat, nach intensiven, langen Gesprächen mit mir.

Danke sage ich darüber hinaus unseren Kindern Leonore, Louise und Leonard, die mein Leben bereichern und auf die ich stolz bin.

Danke sage ich darüber hinaus den Freundinnen, Freunden und Bekannten, die mich auch in schweren Zeiten als Mensch respektiert und mich nicht allein gelassen haben.

Ich wünsche Ihnen viel Freude und Courage für Ihren Weg vom Stottern weg zu einem stotterfreien Leben!

Wiesbaden, Anfang 2022

Ihr Thomas Spemann

Disclaimer

Für die bessere Lesbarkeit wird verzichtet auf gendergerechte Sprache. Die Tipps, die Thomas Spemann mir erzählt hat, gelten in dieser Form für stotternde Männer, um deren Individuation es letztlich geht. Auch stotternde Frauen haben sich von Thomas therapieren lassen. Es gibt allerdings unter den erwachsenen stotternden Menschen nur einen kleinen Anteil Frauen.

Vision

Vor Kurzem fragte Thomas Spemann einen seiner Klienten: *„Woran würden Sie merken, wenn über Nacht eine Fee gekommen wäre und diese hätte Ihr Stottern weggezaubert?“*

Der junge Mann antwortete: *„Ich hätte keine Angst mehr.“*

Ein guter Punkt. Als Stotterer haben Sie laufend konkrete Furcht, beim Stottern ertappt zu werden, an irgendwelchen Buchstaben hängenzubleiben, die Geduld Ihrer Zuhörer zu strapazieren, als doof da zu stehen.

Der ganze Tagesablauf ist durch die Furcht geprägt, erneut zu stottern. Umgekehrt: wenn Sie Ihr Stottern verloren hätten, würden sie diese Angst nicht mehr haben. Deshalb war die Antwort des jungen Klienten vollkommen richtig: „Ich hätte keine Angst mehr.“

Die Vision ist also für einen erwachsenen Stotterer, vom Stottern wegzukommen und irgendwann nicht mehr zu stottern.

Teilen Sie diese Vision? Oder möchten Sie einem Freund oder Bekannten diese Vision vermitteln?

Wenn Sie diese Vision in Ihrem Leben umsetzen wollen, wenn Sie ganz realistisch vom Stottern wegkommen wollen, könnten Sie erwägen, ob Sie die nachfolgend geschilderten Schritte ergreifen möchten.

Die nachfolgenden Schritte beziehen sich auf Männer ab 18 Jahren. Da es um Persönlichkeitsentwicklung geht, um Individuation, um Authentizität, habe ich mich im Einvernehmen mit Thomas Spemann entschlossen, dieses Buch als Mutmacher für Männer im genannten Alter zu verfassen.

Zu meiner Person

Mein Name ist Patricia Spemann-Nagel. Ich bin von Haus aus Diplom-Volkswirtin und Mediatorin. Nach längerer unternehmerischer Tätigkeit und nachfolgend angestellter Arbeit an der Hochschule Mainz bin ich seit über vier Jahren, erneut selbständig, als gesetzliche Betreuerin (früher: Vormund) tätig und unterstütze Menschen, die ihre Dinge nicht mehr allein regeln können.

Ich möchte mit diesem E-Book die Arbeit meines Mannes, Thomas Spemann, als Heilpraktiker (nur Psychotherapie) und Stottertherapeut unterstützen. Dieses E-Book ist aus jahrelangen Gesprächen mit meinem Ehemann Thomas entstanden.

Entschluss

Es gibt einen Sponti-Spruch, der lautet: „Erst kommt Rat, dann Tat, dann Attentat." Was richtig ist an diesem Spruch ist, dass es der Exekution, der Ausführung bedarf, wenn aus einem Rat oder Plan eine Tat werden soll. Nur: Zu Anfang steht der Entschluss.

Sie werden den Weg zu einem stotterfreien Leben dann erfolgreich gehen, wenn Sie sich zunächst fest entschließen, dass Ihre Vision „stotterfreies Leben" über allem anderen steht. Ihr unverrückbares Ziel ist ein stotterfreies Leben, um danach die Höhen und Tiefen eines intensiv gelebten Lebens ausloten zu können.

Deshalb: Am Anfang steht Ihr Entschluss. Entschluss kommt von Ent-Schließen, Auf-Schließen. Sie schließen sich mit Ihrem Entschluss einen neuen Weg auf. Und sollte es Ihnen teuer zu stehen kommen, sollte es sie sogenannte Freundschaften kosten, gleich was: Ihre Vision ist, zu einem stotterfreien Leben zu gelangen. Danach wird weitergegangen. Fast möchte ich sagen: Sie erkennen Ihre Bestimmung, sich zu entwickeln, um Ihr Stottern aufgeben zu können.

Hier sei gewarnt. In einem Gedicht von Thomas heißt es: „Freiheit und Himmelreich gewinnen keine Halben." Ihr Entschluss darf auf keinen Fall lau sein. Wenn Sie bequem leben wollen, lassen Sie es gleich. Der Weg zu sich selbst, zu Ihrem authentischen Leben, ist lohnend, doch anstrengend.

Deshalb bitte ich Sie dringend, sich gut zu überlegen, ob Sie der oben geschilderten Vision eines stotterfreien Lebens alles andere unterordnen wollen. Eine Vision ist schließlich keine Fata Morgana, sondern Ihr primäres Lebensziel.

Sie teilen die Vision von einem stotterfreien Leben. Sie wollen diese Vision in die Realität holen, in Ihre Realität?

Glückwunsch, dann kann es jetzt losgehen.

Etwas Theorie; Psychogenes Stottern - was ist das?

Wenn in diesem Büchlein vom Stottern geschrieben wird, ist sogenanntes psychogenes Stottern gemeint. Psychogenes Stottern hat keine physischen Ursachen. Deshalb ist Logopädie auch keine wirkliche Hilfe gegen psychogenes Stottern.

In der Psychiatrie unterscheidet man, altmodisch, zwischen exogenen und endogenen Psychosen.

Exogene Psychosen werden verursacht durch äußere Einflüsse. Dazu gehören beispielsweise Drogen wie Alkohol. Betreibt ein Mensch über Jahre Alkoholmissbrauch („Alkoholabusus"), schädigt er sein Gehirn. Schon mit einem Glas Wein wöchentlich verändern sich dauerhaft die Gehirnströme. Die Gehirnschädigung führt häufig zu einer Wernecke-Enzephalopathie, später zum sog. Korsakow-Syndrom. Der Alkoholiker sieht weiße Mäuse; seine physische Koordination nimmt Schaden. Zusammengefasst führt also die Droge Alkohol zu äußerlich verursachten Psychosen. Es gehört zum Handwerkszeug von Psychiatern, dass sie zunächst versuchen, sämtliche möglichen exogenen Ursachen zu finden bzw. auszuschließen.

Auch die heute vielfach auftretende Alzheimer-Demenz („Morbus Alzheimer") ist eine exogene Psychose, weil sie verursacht wird durch Ablagerungen, denen man derzeit nachforscht.

Andere Ursachen für exogene Psychosen können beispielsweise Unfälle sein, bei denen Teile des Gehirns unwiderruflich geschädigt werden. Dazu gehört das ausnahmsweise im Erwachsenenalter erworbene „neurogene Stottern" infolge von Schlaganfällen.

Bei endogenen Psychosen weiß man noch nicht genau, wieso diese entstehen. Für Thomas gehört das psychogene Stottern zu den endogenen Psychosen. Das psychogene Stottern beginnt mit dem Sprechen, also im Alter von etwa drei Jahren. Betroffen sind mehr Knaben als Mädchen. Im Alter zwischen 7 und 9 Jahren verlieren die meisten Kinder ihr Stottern. Dies wird Spontanheilung genannt. Allerdings weiß man bis heute nicht, wieso sich diese Sprachentwicklung einstellt und warum insbesondere bei einem Prozent der Menschen das Stottern bleibt.

ICD-10

ICD-10 Kapitel V (F) ist die „Internationale Klassifikation psychischer Störungen“. Sie kategorisiert in Kapitel F98.5 Stottern als *„ein Sprechen, das durch häufige Wiederholung oder Dehnung von Lauten, Silben oder Wörtern oder durch häufiges Zögern und Innehalten, das den rhythmischen Sprechfluss unterbricht, gekennzeichnet ist.“*[1]

Eingeordnet ist Stottern oder Poltern derzeit unter den anderen Verhaltens- und emotionalen Störungen.

Die USA nutzen ein anderes Klassifikationswerk, die „Diagnostic and Statistical Manual of Mental Disorders (DSM). Es handelt sich um ein Klassifikationssystem für psychische Störungen, das von der American Psychiatric Association herausgegeben wird“[2]. Da für Deutschland ICD-10 gilt, soll hier nicht näher auf die DSM eingegangen werden.

Warum haben Sie nach dem 8. oder 9. Lebensjahr Ihr Stottern behalten?

Genau kann Ihnen dies bis heute keiner sagen. Fest scheint zu stehen, dass deutlich mehr Knaben als Mädchen ihr Stottern behalten und dann für unheilbar gehalten werden.

Die Folgen sind für die Menschen, die ihr Stottern behalten, gravierend. Es kann zwar sein, dass früher mehr gehänselt wurde als dies heute üblich ist, doch trotzdem bleibt die tägliche Furcht, als Stotterer entlarvt zu werden, die Angst vor der Scham, die damit einhergehende Neigung, sich wegzuducken.

Aus dem eigenen Erleben Thomas Spemanns sollen hier beispielhaft zwei einzelne, traumatisierende Erlebnisse geschildert werden, die jeder stotternde Mensch wird nachvollziehen können.

Der Buchpreis

Thomas war 8 Jahre alt und besuchte die Robert-Schumann-Schule in der Nähe seines Elternhauses. Er war ein ausgesprochen höflicher, gut erzogener Junge. Thomas konnte schnell lesen, aber nur still. Laut vorlesen konnte er nicht; er geriet jedes Mal in heftiges Stottern. In der Grundschule hatte es einen Aufsatzwettbewerb gegeben, an dem sich die Schülerinnen und Schüler hatten beteiligen müssen. Die Preise waren durch eine Jury zuerkannt worden. Thomas hatte den zweiten Preis gewonnen. Zur Preisverleihung ließ der Schulrektor sämtliche Schülerinnen und Schüler im Schulhof antreten. Als Thomas an die Reihe kam, rief der Schulrektor ihn aus. Thomas drückte sich in der Werkstatt des Hausmeisters Walter herum, gleich hinter den Eingangstüren zum Schulgebäude; er hatte sehr große Furcht, vor die ganze Schule treten zu müssen, um seinen Preis in Empfang zu nehmen. Der Rektor rief schon zum dritten Mal, jetzt ein wenig ungeduldig, nach Thomas. Herr Walter lotste Thomas zur Tür und bedeutete ihm, dass er jetzt wohl hinausgehen müsse, auf die Vortreppe vor der Eingangstüre, vor die Schule. Thomas ging verzagt hinaus. Als er sich vor den Rektor gestellt hatte, um den Preis entgegen zu nehmen - es war ein blaues Buch mit einem Fuchs darauf -, waren die Schülerinnen und Schüler mucksmäuschenstill. In diese Stelle platzte der laute Ruf eines Mitschülers: „Guck mal, der Stotterbock!"

Thomas wäre am liebsten in den Erdboden versunken, so schämte er sich. Es konnte für ihn keine Freude aufkommen über den zweiten Platz im Wettbewerb. Nachdem er sich beim Rektor bedankt hatte, machte Thomas, dass er davonkam.

Thomas berichtete mir dazu ergänzend:

Anstatt mich über die Buchpreisverleihung zu freuen, schwitzte ich vor Scham, als Stotterbock entlarvt und bloßgestellt worden zu sein. Wie schade! Ich hatte damals die größte Bibliothek unter meinen Klassenkameradinnen und -kameraden, weil ich früh erkannt hatte, dass ich sehr schnell lesen konnte und ich mich in die Welt der Bücher zurückziehen durfte, ohne angegriffen zu werden. Meine Mutter - ihr sei hierfür Dank - erlaubte mir seit meinem siebten Lebensjahr zweiwöchentlich den Einkauf eines Taschenbuches oder vierwöchentlich den Einkauf eines gebundenen Buches in der Buchhandlung Dr. Vaternahm im Quellenviertel in Wiesbaden. Ich war und bin immer noch gerne in Buchhandlungen, obwohl ich lange nicht ausreichend Zeit finde, alles zu lesen, was ich gern lesen würde. Und seit ich wieder in Wiesbaden zurück bin, kaufe ich meine Bücher üblicherweise wieder in der Buchhandlung Dr. Vaternahm.

Im mündlichen Abitur trug sich eine ähnliche Begebenheit zu, von der mir Thomas berichtete und die ich in seinen eigenen Worten wiedergebe.

Die mündliche Abiturprüfung

Mit 18 Jahren, ein halbes Jahr früher als regulär, absolvierte ich mein Abitur am Gymnasium am Mosbacher Berg in Wiesbaden. Ich hatte zwei Jahre darauf hingearbeitet, zu den wenigen Schülerinnen und Schülern zu gehören, die ein halbes Jahr früher in die Prüfung gehen konnten. Dazu musste man über zwei Jahre lang Mindestleistungen in bestimmten Fächern erzielen. Wenn ich mich richtig erinnere, waren wir fünf Schülerinnen und Schüler, die diese Möglichkeit genutzt hatten.

Das schriftliche Abitur war überstanden, wir waren in der mündlichen Prüfung. Vor dieser hatte ich, als Stotterer, natürlich große Furcht, wobei mir weniger vor dem Stoff graute, als davor, in der Prüfung zu stottern. In der mündlichen Prüfung Biologie kam es, wie es kommen musste - ich stotterte mich durch. Ich wusste allerdings mehr als genug und mein Biologielehrer anerkannte meine Leistung. Allerdings gab es einen dicken, mürrischen Lehrer im Prüfungsausschluss, der mir nach der Prüfung einen mitgeben musste. Als ich entlassen war und aufstand, um zur Türe zu gehen, sagte er laut vor allen Lehrern und mir: „Es ist doch eine Schande, dass wir heute Abiturienten haben, die keinen geraden Satz sprechen können!" Ich wurde puterrot und verdrückte mich, so schnell ich konnte.

Für mich und meine Würde wäre es in diesem Moment das Beste gewesen, mich auf der Stelle umzudrehen und den besagten Lehrer öffentlich zur Rede zu stellen. Dafür fehlte mir in diesem Moment die Courage, die ich in den folgenden Jahren erst lernen musste.

Mit Thomas eigenen Worten weiter:

Ich war kleinmütig, schämte mich für mein Stottern, duckte mich ab und ging hinaus. Meine Freude an meiner ein halbes Jahr früheren Abiturprüfung war mir verdorben - wiederum: wie schade! Anstatt stolz zu sein auf mein früheres Abitur, auf das ich zwei Jahre hingearbeitet hatte und das mich in Stand setzte, mich noch mit 18 Jahren zu immatrikulieren an der Johannes-Gutenberg-Universität in Mainz, in dem von mir ersehnten Fach Rechtswissenschaften, ließ ich mir die Freude nehmen durch diesen alten miesen Pauker.

Die beispielhaft geschilderten beiden Erlebnisse zeigen anschaulich, mit was für erniedrigenden Erfahrungen stotternde Menschen konfrontiert werden.

Stotterer sind, nach Thomas Ansicht, solange sie stottern, entscheidungsschwach und feige. Grund für ihr Stottern ist, sich nicht zu entscheiden und sich nicht zu sich zu bekennen. Es könnte sein, dass man zu Recht Stotterern weniger zutraut als anderen Menschen. Thomas schilderte mir, dass er immer das Gefühl hätte, dass ein Stotterer sich in einer krisenhaften Situation eher wegducken würde anstatt sich durchzukämpfen.

In der Auswahl „Flight - Fight - Freeze" (englisch für „Fliehen - Kämpfen - Erstarren") setzt der stotternde Erwachsene häufig auf Flight, Flucht, oder Erstarren. Könnte es sein, dass andere auch so denken und dass deshalb Stotterer weniger Chancen als andere Menschen beispielsweise auf dem Arbeitsmarkt haben?

Es gibt öffentliche Schilderungen des psychogenen Stotterns, welche die fehlende Courage als Symptom des Stotterers bestätigen. Beispielsweise erzählt Sebastian Koch, der auch einen Podcast veröffentlicht hat, von seinem Verhalten im Supermarkt:

„Trotz seines mutigen Podcasts setzt er in manchen Situationen auf Vermeidung. `Lieber gehe ich im Supermarkt x-mal durch die Gänge, um etwas Bestimmtes zu finden, anstatt zu fragen.´“[3]

Als ich Thomas auf diese Äußerung aufmerksam mache, zuckt er nur die Achseln. Herr Koch hat den Schlüssel zu einem stotterfreien Leben in der Hand, doch er ergreift ihn nicht. Es fehlt ihm die Courage, der Mut, sich zu stellen und sich durchzukämpfen.

Können Logopäden helfen?

Logopäden haben sich ziemlich früh der Stottertherapie angenommen. Letztlich verursacht wurde dies durch einen

amerikanischen Pionier der Stottertherapie, der logopädisch mit seinen Patienten arbeitete<a href="#fn4" class="footnote-ref" id="fnref4" role="doc-noteref">[4].

Es ist Thomas feste Überzeugung, dass Logopäden Stotterern regelmäßig Linderung, aber regelmäßig keine Heilung bringen können. Dies gilt seines Erachtens nach weltweit. Selbstverständlich ist die Verlockung groß, zum Logopäden zu gehen, weil die Krankenkasse diesen Weg in Deutschland teilweise bezahlt. Doch ist der Weg wenig sinnvoll, wenn man zu einem wirklich stotterfreien Leben gelangen will.

Der psychogen stotternde Mensch hat weder eine Zahn- noch eine Zungenfehlstellung. Zwar verkrampft sich beim Stottern der gesamte Hals mitsamt der Zunge, der stotternde Mensch versucht, das auszusprechende Wort auszustoßen, was nicht gelingt oder nur sehr mühsam - doch ist dieses Stottern das Symptom der Neurose, keinesfalls ihre Ursache. Mit Thomas eigenen Worten:

Besuch bei einer Logopädin

Als ich 12 Jahre alt war, schickten mich meine Eltern zu einer Logopädin. Die Dame, deren Namen ich vergessen habe, residierte in den alten Städtischen Kliniken in Wiesbaden. Ich war im dritten Jahr auf dem Gymnasium und es wäre schön gewesen, wenn ich mein Stottern mit Hilfe dieser Dame hätte ablegen können.

Ich ging genau drei Mal hin und dann weigerte ich mich - im Nachhinein mit Recht: ich hatte weder eine Zungenfehlstellung noch lispelte ich, ich konnte einfach manchmal meine Worte nicht herausbringen. Daran konnten die Zungenübungen der Logopädin nichts ändern. Die Übungen waren sinnfrei für mich, sinnvoll dagegen für Menschen mit entsprechenden physischen Störungen, die kein psychogenes Stottern sind.

Hilft singend (weich) sprechen?

Viele Stotterer berichten, dass sie nicht stottern, wenn sie singen. Das bestätigt auch Thomas, weil es ihm als Kind auch so ging. Doch hilft diese Erkenntnis nicht wirklich.

Die Kasseler Schule scheint sich dieser Methode zu bedienen. Kürzlich wurde in der Hessenschau berichtet über 25 Jahre Kasseler Stottertherapie:

„Stottertherapie in Kassel - Wenn Worte nicht über die Lippen kommen - In Hessen stottern rund 375.000 Menschen. Die meisten davon sind Kinder, Jungen fünfmal so häufig wie Mädchen. Im Alltag kann das Stottern für Probleme und Ängste sorgen, mithilfe einer Therapie können jedoch schnell Erfolge erzielt werden.

Spannung im Gesicht, komische Geräusche und Wörter, die einfach nicht aus dem Mund kommen - so beschreibt Saverio aus Nidda (Wetterau) sein Stottern. "Als ich in die fünfte Klasse kam, hatte ich auch Angst zu sprechen", erzählt der Elfjährige. Inzwischen ist er in der sechsten Klasse, und es hat sich einiges für ihn verändert.

Seit den Herbstferien ist Saverio zusammen mit anderen Kindern Patient in der Kasseler Stottertherapie. In seiner Gruppe sind unter anderem Florian aus Söhrewald (Kassel) und Kyan aus Frankfurt. Alle drei sind elf Jahre alt, gehen in die sechste Klasse - und stottern. …

Kyan erzählt, dass es bei ihm am Anfang sehr stark gewesen sei: "Ich hatte Blockaden, das Wort wollte nicht raus. Oder ich habe Wörter und Buchstaben die ganze Zeit wiederholt." Dadurch habe er sich nicht immer getraut zu sprechen, vor allem bei Fremden sei er zurückhaltend gewesen. ...

Die Kasseler Stottertherapie verändere das gesamte Sprechmuster, mache es weicher, erklärt Alexander Wolff von Gudenberg. Der Einrichtungsleiter stottert selbst und hat die Therapieeinrichtung in Kassel vor 25 Jahren gegründet. Seitdem wurden bereits über 3.000 Patienten aus ganz Deutschland behandelt. In der Therapie "dehnen wir bewusst Laute und Silben, sodass keine Blocks mehr entstehen. Aus A-a-a-a-alexander wird Aaaaaalexaaaandeeeer", gibt von Gudenberg als Beispiel."[5]

Der Gründer, Herr von Gudenberg, stottert bis heute. Er hilft seinen jugendlichen Klienten, dass sie im Singsang ihr Stottern leichter ertragen. Doch: Es ist keine Heilung.

Wenn der Stotterer stotternd oder im Singsang eine Busfahrtkarte kaufen will, ist das ungeschickt. Es ist nichts wirklich geholfen.

Thomas stottert seit seinem 28. Lebensjahr nicht mehr. Dies könnte dafür sprechen, dass Thomas inhaltlich orientierter Therapieansatz der richtige ist für Menschen, die ein stotterfreies Leben führen wollen. Der Therapieansatz von Thomas führt zur Heilung der Neurose; die Ursache des psychogenen Stotterns wird durch die Selbstheilung beseitigt.

Stottern hinterlässt neurologische Spuren im Gehirn

Es ist kaum verwunderlich, dass jahrelanges Stottern im Gehirn neurologisch nachweisbare Spuren hinterlässt. Es wird auch berichtet, dass die entsprechende Verdrahtung im Gehirn unzureichend sein soll. Teilweise wird vertreten, dass Stottern genetisch bedingt sei.

Das alles können wir hier dahinstehen lassen, weil es um die Zukunft eines stotterfreien Lebens geht. Dies gilt es zu erreichen.

Und: Alles, was wir tun, hinterlässt im Gehirn Spuren. Wenn wir etwas gewöhnlich tun, vertiefen sich diese Spuren. Wenn ein Mensch jahrelang stottert, sind die Nervenbahnen wie Autobahnen breit, leicht befahrbar. Dagegen ist der neurologische Pfad, nicht zu stottern, schmal, kaum benutzt.

Neurologisch kommt es darauf an, die Autobahn nicht mehr zu befahren und stattdessen den Trampelpfad des stotterfreien Sprechens breiter zu treten, erst zu einem breiten Fußweg, dann zu einem gepflasterten Fußweg, dann zu einer baumbestandenen Allee, auf der es sich gut fährt.

Wegen dieser neurologischen Spuren ist es normalerweise anspruchsvoll und herausfordernd, sich Gewohnheiten abzugewöhnen. Gewohnheiten halten den Menschen wie ein starkes Gummiband an seinem gewohnten Platz.

Gewohnheiten können sich zu Tics auswachsen, also zu einem gewissen zwangshaften Verhalten. Und letztlich ist Stottern im Erwachsenenalter auch eine jahrzehntelange Gewohnheit, die Ihnen, als Sie ein kleines Kind waren, wohl einmal scheinbar geholfen hat. Diese Hilfe hat irgendwann ihren Sinn verloren, doch dann haben Sie die Gewohnheit beibehalten.

Die scheinbar hilfreiche Funktion des Stotterns im Kindesalter dürfte ein sekundärer Krankheitsgewinn gewesen sein. Konversion nennt man nach Freud die Umwandlung eines *„intrapsychischen, unbewussten Konfliktes in eine körperliche Symptomatik (...) Die Konversion führt nach Freud einerseits zu einer Reduktion von intrapsychischer Spannung (primärer Krankheitsgewinn), andererseits aber auch zu Veränderung im Umfeld (des Patienten), wie zum Beispiel vermehrter Zuwendung oder Entlastung von Verpflichtungen (sekundärer Krankheitsgewinn).“*[6]

Als ich Thomas danach fragte, erinnerte er sich daran, dass beispielsweise seine von ihm geliebte Großmutter sich ihm zugewandt habe, als er begann zu stottern. Er erinnerte sich auch daran, dass er im Religionsunterricht in der Volkschule befreit wurde vom Aufsagen von Gedichten wegen seines Stotterns.

Über das Abgewöhnen von Tics

Mit Thomas eigenen Worten:

Nach seinem Abiturerlebnis war Thomas Selbstbewusstsein auf dem Nullpunkt. Er traute sich nichts mehr. Und aus Unsicherheit begann er, Tics zu entwickeln. Ging er beispielsweise aus seiner Studentenwohnung, um zur Universität zu fahren, schloss er nicht einfach seine Wohnungstür ab und entfernte sich dann. Er ging mehrfach zurück, um zu kontrollieren, ob er auch tatsächlich die Wohnungstür abgeschlossen habe.

Dasselbe wiederholte sich dann beim Abschließen seines Autos, wenn er in der Nähe der Universität geparkt hatte.

Nach ein paar Monaten störte sich Thomas derart an diesem Verhalten, dass er es sich entschieden abgewöhnte. Er schloss sehr bewusst seine Wohnungstür ab und ignorierte das sich einstellende Unsicherheitsgefühl. Genauso verhielt er sich beim Abschließen des Autos. Er schloss ganz bewusst ab, sah seine Hand den Schlüssel herumdrehen, nahm wahr, dass das Auto abgeschlossen war und ignorierte dann das aufkommende Unsicherheitsgefühl, wenn er sich von seinem Auto entfernte. Durch sein entschiedenes Verhalten gewöhnte er sich beide Tics rasch wieder ab.

Ähnlich wird es sich mit dem Entwöhnen vom Stottern verhalten. Thomas berichtete mir, dass er sich im Laufe der Zeit manchmal fragte, wieso er denn nun in der und der Situation nicht gestottert hätte, in der er üblicherweise immer gestottert hatte.

Das sind Sternstunden auf Ihrem Weg zu einem stotterfreien Leben. Bitte feiern Sie diese Sternstunden, mindestens dadurch, dass Sie abends eine erfreuliche Notiz in Ihr Erfolgsheft schreiben. Dabei sollten Sie sich frei fühlen, die Form des Erfolgsheftes zu wählen, die Ihnen liegt.

Ich selbst sollte beispielsweise vor vielen Jahren ein Tagebuch führen. Dagegen leistete ich größten Widerstand. Ich verstand dabei, dass ich mit dem Notieren bestimmter Erfolge diese intensiver bemerken sollte. Die Lösung, die ich mir einfielen ließ, war ein Belohnungsbuch. Immer, wenn ich irgendetwas Schönes unternehmen oder erlebt hatte (ein Konzertbesuch, ein Hotelbesuch, ein Spaziergang, etc.) klebte ich die zugehörige Eintrittskarte oder irgendein anderes kleines Erinnerungsstück (ein Blatt von einem Baum während des Sparzierganges) in das Buch und kreierte derart mein eigenes Buch zum Erinnern schöner Erlebnisse. Dies war meine Art von Erfolgsheft.

Wann stottern Sie nicht mehr?

Dazu gibt es nach Thomas zwei Perspektiven, die von außen und die von innen.

Die eine Perspektive ist die Perspektive Außenstehender. Diese werden ziemlich bald merken, dass Sie weniger stottern und irgendwann werden Sie für die Außenstehenden nicht mehr stottern.

Um auch innerlich nicht mehr zu stottern, werden Sie länger benötigen. Dies hatte nicht nur Prof. Westrich zu Thomas Spemann gesagt, als dieser mit 19 Jahren Rat suchte; es entspricht auch den Erfahrungen, die Thomas selbst machte.

Folgende Grafik soll die Entwicklung verdeutlichen:

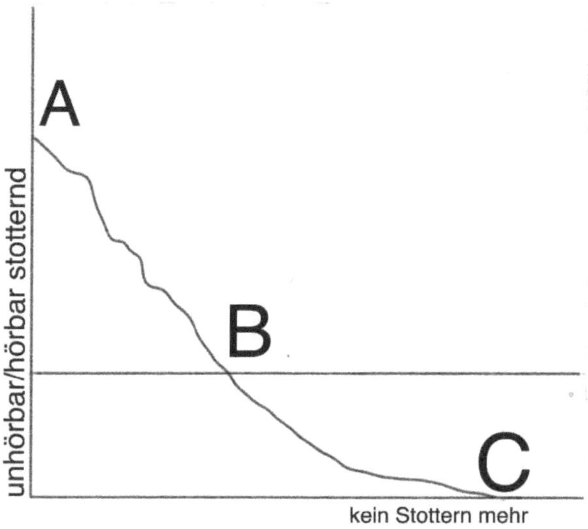

A = deutlich wahrnehmbares Stottern
B = für Dritte kein wahrnehmbares Stottern mehr
C = keinerlei Stottern mehr

Sie starten Ihren Weg zu einem stotterfreien Leben auf der vertikalen Achse am Punkt A. Sie gehen konsequent Ihren Weg, wie nachfolgend beschrieben, und irgendwann gelangen Sie an den Punkt B. Sie kämpfen sich durch. Sie ducken sich auf keinen Fall mehr ab; Sie begehren auf. Sie wandeln sich vom Wegducker zum Kämpfer, ein Kämpfer für Ihre Freiheit, Ihr selbstbestimmtes Leben, Ihr stotterfreies Leben.

Thomas formuliert dies so: *Kein Flight mehr, kein Freeze mehr, sondern Fight.* Wie es mit Heraklit heißt: *„Der Krieg ist der Vater* *aller Dinge."* Und Arthur Miller, der amerikanische Autor: *„Das Leben ist ein Kampf. Und solange du kämpfst, bist du nicht tot. Die Toten haben keine Kämpfe mehr."*

Vergessen Sie, wenn Sie Stotterer sind, in eigener Sache Pazifismus, sonst stottern Sie ein Leben lang. Werden Sie zum Krieger für sich in eigener Sache. Orientieren Sie sich an richtigen Kerlen, nicht an lauen Typen. Sie müssen kämpfen lernen, um Ihr Stottern zu verlieren.

Ab dem Punkt B werden Dritte bei Ihnen kein Stottern mehr bemerken.

Allerdings werden Sie zunächst innerlich weiterhin da und dort stottern. Sie werden sich dann besinnen, dass sie kein Stottern mehr brauchen und sich jeweils entscheiden, stotterfrei zu sprechen. Sie spüren das „Gummiband der alten Gewohnheit", folgen ihm aber nicht mehr. Und wenn Sie zunächst ausnahmsweise doch mal stottern, werden Sie es immer weniger ernst nehmen, weil Sie wissen: Sie können stotterfrei sprechen.

Je sicherer Sie in sämtlichen Lebensbereichen werden, desto mehr nähern Sie sich der horizontalen Achse, an deren Schnittpunkt C Sie nicht mehr stottern. Sie wollen der Grafik entnehmen, dass die Annäherung an den Schnittpunkt C lange dauert. Das macht nichts, weil sie im unteren Bereich immer weniger über Ihr Stottern nachdenken werden und es Sie deshalb nicht mehr belasten wird.

Sobald Sie sich auf den von Thomas mit seiner Therapie angebotenen Weg machen, werden Sie feststellen, dass Sie zunehmend bemerken, dass Sie ganze Sätze vollkommen flüssig sprechen können. Daran erkennen Sie Ihre Entwicklung, Sie sind auf dem richtigen Weg.

Sie sprechen dann flüssig und ohne zu stottern, wenn Sie ganz bei sich sind. Was bedeutet dieses „ganz-bei-sich-sein“? Was meint Thomas damit?

Ziel: Jede Minute ganz bei sich sein

Als junges und jüngeres Kind waren Sie gezwungen, sich anzupassen.

In Ihrer großen Furcht, Fehler zu machen, fuhren Sie sämtliche Antennen aus, um aus Ihrer Sicht jede Gefahr sofort zu wittern.

Diese Hab-Acht-Haltung soll die folgende Grafik zeigen:

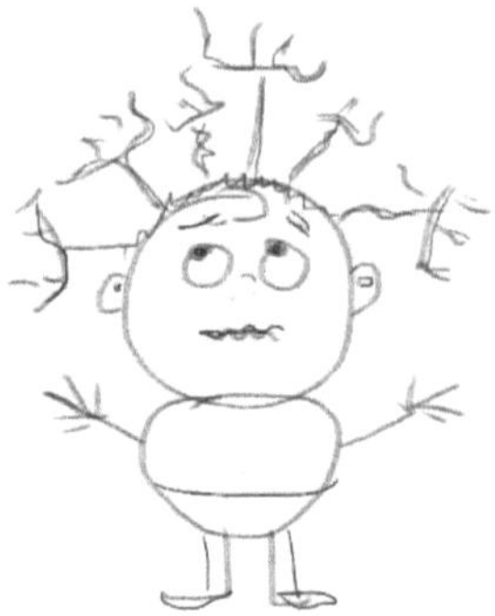

Als Kind haben Sie angefangen zu stottern, weil Sie die Umwelt als gefährlich erlebten und sich schützen wollten. Sie konnten sich nicht für sich entscheiden, weil jeder Mensch als Kind nicht genug weiß und in hohem Maß abhängig ist von den Erwachsenen in seiner nahen Umgebung, vor allem emotional und auch finanziell.

Wenn Sie alle Ihre Antennen ausgefahren haben, sind Sie immer im Außen, jedenfalls keineswegs bei sich selbst. Sie achten nur darauf, was um Sie herum stattfindet. Es fehlt Ihnen an Erdung, an

Urvertrauen. Es fehlte Ihnen eine gesunde Balance, mit der es nicht zum psychogenen Stottern gekommen wäre.

Anders, wenn Sie ganz bei sich sind. Sie sind geerdet. Sie stehen mit beiden Füßen fest auf der Erde. Sie hören genauso in sich hinein wie Sie nach außen aufmerksam sind. Es ist eine Balance da zwischen Ihrem Innen und Ihrem Außen.

Thomas berichtete mir, dass er beispielsweise eine Zeit lang versuchte, sehr bewusst zu gehen, jeden Schritt zu fühlen, wenn die Füße abrollen und dabei sich zu erden.

Wenn Sie bei sich sind, sieht Ihre Haltung wie folgt aus:

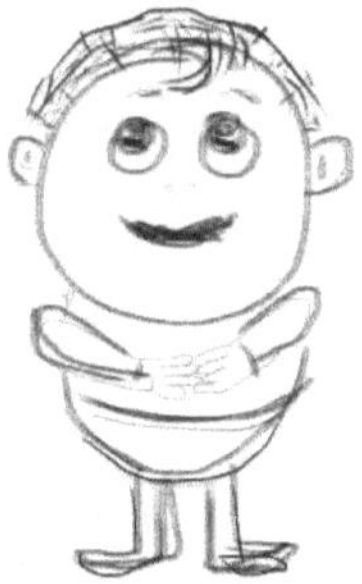

Wenn Sie ganz bei sich sind, leben Sie oft im sogenannten Flow. Sie sind eins mit sich selbst. Sie denken in keiner Weise, wie Sie auf andere wirken, wie andere auf Sie reagieren könnten - all dieser Kram ist Ihnen vollkommen egal.

Es gibt Menschen, die dies beim Singen erleben - weshalb viele Stotterer flüssig singen. Es gibt Menschen, die dies beim Tanzen erleben - im Extremfall der Tanz der Derwische, in einer Art Trance. Es gibt wiederum Menschen, die dies beim Klettern oder beim Segeln oder bei sonst einer Sportart erleben, in dem sie im einzelnen Moment ganz darauf konzentriert sind, ihre Sportart auszuüben. Viele Menschen erleben den Flow Effekt, wenn sie gärtnern.

Mit der Erforschung des Flow-Effekts hat sich der Flow-Forscher Mihaly Csikszentmihalyi intensiv auseinandergesetzt.

„Flow-Erleben *(flow state, flow experience) ist ein natürlicher positiver Bewusstseinszustand. Im tiefen flow-Zustand erleben Menschen große Klarheit, hohe Flexibilität und ein starkes Gefühl der Selbstwirksamkeit. Im flow gehen sogar objektiv anstrengende Tätigkeiten leicht von der Hand. flow kann auch als shared flow in Teams erlebt werden.*

In einer sehr einfachen Definition ist flow der Zustand, in dem Sie hohe Leistung erbringen und sich gleichzeitig gut fühlen. (…) In der klassischen flow-Forschung nach Mihaly Csikszentmihalyi wird der Bewusstseinszustand flow durch sechs Merkmale beschrieben:

- *Intensive und fokussierte Konzentration auf die Tätigkeit;*
- *Verschmelzung von Handlung und Bewusstheit;*
- *Verlust des reflexiven Ich (Selbstvergessenheit);*
- *Gefühl der Kontrolle über das eigene Tun;*
- *Die Tätigkeit an sich wird als lohnend erlebt;*
- *Verzerrte Zeitwahrnehmung.*

Um von flow zu sprechen, müssen alle Merkmale erfüllt sein.“[7]

Es sind *„drei zentrale Faktoren erforderlich, um in einen Flow-Zustand zu geraten.*

Erstens muss man sich ein Ziel wählen. Der Flow benötigt die gesamte mentale Energie, die willentlich in eine Richtung gelenkt wird.

Zweitens muss dieses Ziel für einen selbst bedeutsam sein - für ein Ziel, das einen nicht besonders interessiert, kann man nicht in den Flow geraten.

Drittens ist es hilfreich, wenn das Vorhaben einen an die Grenze der eigenen Möglichkeiten bringt - etwa, wenn der Berg, den man besteigen will, ein wenig höher und schwieriger ist als der letzte bezwungene Berg."[8].

Im Flow Effekt ist ihr Gehirn ganz auf eine Tätigkeit konzentriert, es arbeitet intensiv und fokussiert. In einem zwar höchst aktiven, jedoch relativ entspannten Zustand.

Normalerweise leben wir alle in einer Mittellage. Ein Teil unserer Antennen ist ausgefahren, ein Teil eingefahren. Dies können wir uns leisten, weil wir nicht mehr hinter jedem Baum einen Säbelzahntiger vermuten müssen - wie unsere fernen Vorfahren in der Steinzeit.

Als Stotterer leben Sie die meiste Zeit des Tages, mehr oder weniger, im Zustand, den die erste Grafik darstellt: das Menschlein mit den ausgefahrenen Antennen. Die meisten Antennen sind ausgefahren, damit Sie jederzeit erkennen können, wenn sich eine Gefahr einstellt, vor der Sie sich fürchten - beispielsweise ein Telefonanruf oder etwas gefragt zu werden und antworten zu müssen, in der Schulklasse, im Supermarkt oder im Beruf. Und wenn sich dann die vermeintliche Gefahrensituation einstellt, Sie also zum Antworten gezwungen sind, konzentrieren Sie sich aus alter

Gewohnheit auf Ihr Stottern - vor dem sie sich fürchten - anstatt auf die Nachricht, die Sie vermitteln wollen.

Sie ahnen es sicher schon:

Sobald Sie es sich angewöhnt haben, in der Regel bei sich zu sein, werden Sie aufgehört haben, hörbar zu stottern.

Ganz bei sich sein übersetzt Thomas für sich mit authentisch sein. Authentisch sein muss nicht bedeuten, dass sie überall auffallen oder herausragen. Es bedeutet zunächst eine innere Haltung. Sie tun immer nur, was Sie wirklich wollen.

Wenn das so leicht wäre, denken Sie?

Ja, natürlich - Sie leben als stotternder Mensch gerade auf einem ganz anderen Planeten. Sie leben sozusagen auf einem Planeten, auf dem Sie nie oder selten Sie selbst sind. Sie gestatten es sich nicht. Ständig denken Sie negative Urteile im Voraus. Sie leben aus Furcht sozusagen hauptsächlich in Fragen und Hypothesen: Was würden die Leute dazu sagen? Was würde meine Freundin, mein Freund dazu sagen? Wie würde mein Vater, meine Mutter sich äußern? Wenn Sie das und das tun oder sagen würden, würde er/sie derart reagieren...

Durch ihre ständig mehr oder weniger ausgefahrenen Antennen sind Sie dauernd beschäftigt, allerdings keineswegs damit, herauszufinden, was Sie wirklich wollen.

Andere Menschen haben andere Probleme und andere Sollbruchstellen als Sie.

Sie wollen lernen, sich Ihnen gemäß zu verhalten - Ihrer Würde, Ihren Wünschen und Ihren Zielen gemäß. Wie Sie dahinkommen können auf dem Weg, den Thomas seinen Klienten zeigt und den er selbst gegangen ist. Darin sind Schritte enthalten, mit denen, wenn Thomas sie früher gekannt und umgesetzt hätte, Thomas wertvolle stotterfreie Lebenszeit gewonnen hätte.

Praxis

Standortbestimmung: Erkenne Dich selbst

Es geht zunächst darum, dass Sie sich so gut kennenlernen, wie es geht. Sie befinden sich hier in der Stufe des Realitätschecks.

Bitte berücksichtigen Sie bei sämtlichen folgenden Anregungen, dass diese Thomas Erfahrungen spiegeln. Sie können diese Erfahrungen als Vorlagen nutzen und sollten dabei Ihre Besonderheiten berücksichtigen. Nehmen Sie die Hinweise an, die Ihnen helfen.

Ich will Ihnen berichten, was bei Thomas funktioniert hat, wie er nach eigenen Erfahrungen hätte Zeit einsparen können und was er mit seinen Klienten bearbeitet bzw. von ihnen bearbeiten lässt, um sie auf den Weg zu bringen, den sie dann rasch alleine weitergehen können zu einem stotterfreien Leben.

Und noch etwas: Lassen Sie sich Muße auf Ihrem Weg. Jede neue Erkenntnis muss sich setzen. Die Seele muss nachkommen können.

Das ist der Grund für Thomas, seine Klienten nur einmal monatlich zu treffen. Die eineinhalb bis zwei Stunden monatlich sind angefüllt mit Informationen, die bestenfalls gemerkt und dann reflektiert werden. Ihm ging es ganz genauso – Entwicklung braucht Zeit. Die alten Krusten, unter denen Ihr wahres Ich verdeckt schlummert, dürfen nicht freigesprengt werden – zu leicht würden Sie daran kaputtgehen. Wie einer Zwiebel müssen Sie Schale für Schale vorsichtig abnehmen, um zum Kern zu gelangen. Ihre Seele braucht Zeit, nachzukommen.

Sind Sie ein umgeschulter Linkshänder?

Heute geht man davon aus, dass es Rechtshänder, Linkshänder und zu einem kleineren Teil Bihänder gibt. Einschätzungen sagen, dass es wahrscheinlich 45% Rechtshänder, 45% Linkshänder und 10% Bihänder gibt.

Es geht bei der Frage der Händigkeit darum, welche Hand Sie vor allem benutzen. Mit dieser Hand hängt die gegenüberliegende Hirnhälfte zusammen. Sind Sie Rechtshänder, steuert dies Ihre linke Gehirnhälfte.

Wenn Sie umgeschulter Linkshänder wären, würden Sie sich, wenn Sie etwas mit rechts machen, immer mehr anstrengen müssen, als wenn Sie Ihre natürlich vorrangige Hand nutzen würden. Es würde sich also die Frage stellen, ob Sie nicht besser zurückschulen sollten und ihre natürlich vorrangige linke Hand mehr einsetzen wollen.

Thomas berichtete mir, dass er einen Freund hat, der umgeschulter Linkshänder wäre. Der hätte sich beigebracht, alles mit links zu erledigen außer Schreiben, wozu ihm die Rückschulung zu mühsam erschienen wäre.

Was das mit Stottern zu tun hat? Aus der Linkshänder Forschung gibt es Hinweise, dass es möglicherweise einen Zusammenhang gibt zwischen umgeschulter Linkshändigkeit und Stottern.

Es ist der Verdienst von Frau Dr. Sattler und ihrer KollegInnen in München, deren Arbeit dazu geführt hat, dass es die „Erste deutsche Beratungs- und Informationsstelle für Linkshänder und umgeschulte Linkshänder e.V.“ gibt<a href="#fn9" class="footnote-ref" id="fnref9" role="doc-noteref">[9]. Die Beratungs- und Informationsstelle für Linkshänder und umgeschulte Linkshänder entstand 1985 als Selbsthilfeprojekt durch die Anfragen von betroffenen Eltern linkshändiger Kinder, umgeschulten Linkshändern und nicht umgeschulten Linkshändern nach Beratung und Hilfe im Zusammenhang mit einem Forschungsprojekt, in dem ehrenamtliche Fachmitarbeiter zusammen mit mehreren Universitäten tätig waren.

Wissen Sie, wie intelligent Sie sind?

Da Stotterer regelmäßig infolge des Stotterns von anderen für dümmer gehalten werden, als sie sind, und dies dann als Kinder auch selbst anfangen zu glauben: Buchen Sie sich einen Termin bei einem erfahrenen Psychologen und absolvieren Sie einen ausführlichen IQ-Test.

Die heute üblichen IQ-Tests zeigen Ihre kognitiven Fähigkeiten. Sie bekommen gezeigt, was Sie kognitiv, mit Ihrem Verstand, leisten können. Dann können Sie davon auch Ihre Ziele abhängig machen.

Was misst der IQ-Test?

Ein IQ-Test misst die kognitiven Fähigkeiten eines Menschen und bewertet diese kognitiven Fähigkeiten mit einem Zahlenwert, dem Intelligenzquotienten (IQ).

„Mit der Frage, wie Intelligenz definiert wird, beschäftigen sich Wissenschaftler seit Langem - eine einzige, allgemeingültige Antwort darauf gibt es aber nicht. Der Begriff stammt vom lateinischen Wort "intellegere" ab und bedeutet einsehen, verstehen oder begreifen. Intelligenz umschreibt die Fähigkeit, sich in neuen Situationen zurechtzufinden und Aufgaben durch Denken zu lösen. Es geht also um die kognitive Leistungsfähigkeit eines Menschen.

Bei Intelligenztests werden verschiedene Eigenschaften untersucht wie etwa die Fähigkeit, komplexe Aufgaben zu lösen, sowie die Merk- und Konzentrationsfähigkeit. Es wird ein Zahlenwert ermittelt, der Intelligenzquotient (IQ). Die meisten Tests bestehen aus mehreren Teilaufgaben und umfassen etwa die mathematische und sprachliche Intelligenz, räumliches Denken, Gedächtnisleistung und Logik. Viele Tests sind so ausgelegt, dass das durchschnittliche Ergebnis bei 100 Punkten liegt. Rund zwei Drittel der Probanden erzielen Werte zwischen 85 und 115. Nur zwei bis drei Prozent der Bevölkerung erreichen 130 Punkte oder mehr und gelten dann als hochbegabt."[10].

Vor Kurzem zitierte Thomas in einem seiner Spemanns® Wochenrückblicke auf YouTube Frau Professorin Stern der ETH Zürich. Sie sagte, dass jeder Mensch nach der Grundschule einen IQ-Test machen sollte, damit gerade Kinder aus bildungsferneren Familien, die aber über hohe Intelligenz verfügen, ermutigt würden, auf das Gymnasium zu wechseln. Dagegen gehörten ihrer Einschätzung nach ein Drittel der heutigen SchülerInnen nicht auf das Gymnasium, mangels ausreichender kognitiver Intelligenz.

Das mag Ihr Problem aktuell nicht sein, doch werden Sie sich als Stotterer in der Regel unterschätzen. Wenn Sie keinen IQ-Test durchführen lassen, laufen Sie das Risiko, dass Sie sich jahrzehntelang, wenn nicht lebenslänglich unterschätzen hinsichtlich Ihrer Möglichkeiten. Sie können Ihr kognitives Potential nicht richtig einschätzen. Wäre dies nicht schade?

Vor diesem Hintergrund ist das oben genannte Interview mit Frau Professorin Stern (ETH Zürich) zu verstehen. Gerade Kinder aus bildungsfernen Familien benötigen Ermutigung, um eine höhere Bildung anzustreben. Wie können Sie dies, außer, dass man ihnen zeigt, wie groß ihr Potential ist?

Seinen Klienten empfiehlt Thomas weiterhin ausdrücklich, das Ergebnis des IQ-Tests für sich zu behalten. Natürlich können seine Klienten das Ergebnis mit ihm besprechen; er ist zur Verschwiegenheit verpflichtet. Man sollte jedoch auf keinen Fall mit dem Ergebnis hausieren gehen.

Thomas ist ein Fall eines achtjährigen Jungen berichtet worden, der stotterte. Der Knabe war mit einem Nachbarsjungen, Cläuschen genannt, befreundet. Die Mutter des Nachbarsjungen meinte einmal im Streit zur Mutter unseres Stotterers, dass ihr Sohn Claus es im Köpfchen habe. Claus schaffte allerdings noch nicht einmal die Universität und verkaufte danach Plastikeimer. Unser Stotterer hingegen wurde Jahrzehnte später hinsichtlich seines IQ getestet und herauskam, dass er hochbegabt war.

Hätte er dies früher gewusst, hätte er möglicherweise in seinem Leben ganz andere Entscheidungen getroffen, insbesondere bei der Berufswahl.

Wie verteilt sich die kognitive Intelligenz?

Statistisch gibt es die Gaußsche Normalverteilung. Die Gaußsche Normalverteilung wurde entdeckt durch den Mathematiker Gauß (*1777, +1855). Sie besagt, dass es einen großen Normalbereich gibt und darunter und darüber Ausreißer.

Bei Auswertungen der Intelligenztests ergibt sich ein ähnlicher Kurvenverlauf, also eine Gauß´sche Normalverteilung, welche die Form des Querschnitts einer Glocke hat (siehe nachfolgende Grafik). In Deutschland misst man kognitive Intelligenz so, dass der Durchschnitt zwischen 90 und 110 Punkten liegt. Hat ein Mensch also einen IQ 90 und 110, ist er durchschnittlich intelligent. Die meisten Menschen liegen in diesem Bereich.

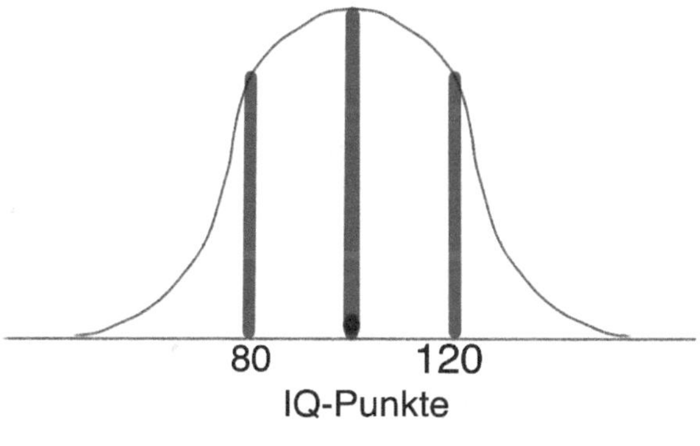

Mit abnehmenden IQ-Punkte spricht man bis 80 IQ-Punkten von einer leicht unterdurchschnittlichen Intelligenz. Mit zunehmenden IQ-Punkten spricht man zwischen 110 und 120 IQ-Punkten von leichter überdurchschnittlicher Intelligenz, von 120 bis 130 IQ-Punkten von überdurchschnittlicher Intelligenz und bei über 130 IQ-

Punkten von weit überdurchschnittlicher Intelligenz oder Hochbegabung. Der Hochbegabten-Verein MENSA verlangt einen IQ von über 130 Punkten, damit man als Mitglied aufgenommen wird.

Auf eine deutsche Besonderheit sei ergänzend hingewiesen: In anderen Ländern misst man Intelligenz anders als in Deutschland. Die deutsche Praxis ist geprägt davon, Fehler der NS-Zeit zu vermeiden. Begründet in dieser Geschichte haben wir auch gemeinhin ein Problem mit dem Begriff Elite. Hohe Intelligenz ist etwas, was man zwar erben oder auch versaufen kann, man kann es aber nicht erwerben. Das macht den Begriff der kognitiven Intelligenz im Gespräch mit anderen Menschen manchmal schwierig.

„Mit der Intelligenz scheinen die Deutschen so ihre Probleme zu haben. Wenn man versucht, mit Freunden oder Kollegen darüber zu sprechen, wird schnell abgelenkt, höhnisch gelacht, bestimmt reißt jemand ein Witzchen. Die meisten Deutschen kennen ihren IQ nicht. Und die wenigen anderen behalten ihn lieber für sich.“[11]

Das mit dem „für-sich-behalten“ rät Thomas dringend hinsichtlich des Ergebnisses des IQ-Tests seiner Klienten. Sind Sie durchschnittlicher Intelligenz, gibt es nichts anzugeben. Sind Sie unterdurchschnittlich intelligent, könnten Sie leicht gehänselt werden. Und sind Sie schließlich überdurchschnittlich intelligent oder sogar hochbegabt, entsteht sofort Neid bei unseren Mitbürgern und der steht Ihnen dann im Weg. Deshalb sprechen Hochbegabte, die sich teilweise bei Mensa finden, untereinander nicht über ihre IQ-Punktwerte, was vernünftig erscheint.

Wofür braucht der Mensch kognitive Intelligenz?

Nach meiner persönlichen Einschätzung ist unterdurchschnittliche Intelligenz ebenso behindernd wie überdurchschnittliche Intelligenz. Der Unterschied ist, dass der überdurchschnittlich intelligente Mensch vermutlich seine Defizite eher korrigieren kann als ein unterdurchschnittlich intelligenter Mensch.

Wie viel IQ hat ein Hauptschüler?

„Rein statistisch haben Kinder auf dem Gymnasium einen IQ von 100 bis 115, auf der Hauptschule liegt er im Mittel knapp unter 100. " Vor allem im Rechnen, im logischen Denkvermögen und der Schrift-Sprach-Kompetenz liegen Hauptschüler laut Schneider „deutlich unter den Gymnasiasten."[12].

Für ein Studium benötigt der Mensch zwischen 115 und 120 IQ-Punkten, um dann mit angemessenem Fleiß erfolgreich studieren zu können. Ich habe mich des Öfteren gefragt, warum Menschen mit IQ-Punktwerten von 125 bis 127 in der Wirtschaft am erfolgreichsten sein sollen. Meine Hypothese ist, dass diese Menschen begabt und noch anpassungsfähig genug sind, um sich geschmeidig an ihre Umwelt anzupassen und sie nicht so intelligent sind, ständig früher als andere zu Erkenntnissen zu gelangen. Dies kann von Hochbegabten nicht immer gesagt werden.

Im SPIEGEL war 2014 zu lesen:

"Er kenne etliche Hochbegabte, berichtet Wolf, die auf viel Geld verzichteten, um im Berufsleben ihre Freiheit zu haben; kein Abteilungsleiter solle ihnen - womöglich hirnrissige - Vorschriften

machen. Und er wisse um das Schicksal Dutzender Hochbegabter, "die ihr Potential nicht nutzen können, etwa weil sie anfangen zu stottern, wenn sie ihre Lösungen vor einer großen Gruppe präsentieren sollen".

Intelligenz plus Glück - mit dieser einfachen Formel also lassen sich Karrieren weitgehend erklären. Was genau dann noch fehlt zum Sprung an die Spitze? Im Detail schwer zu erfassen. Klar ist aber: Man muss mit den Kollegen sprechen, sich klar mitteilen können, Gespräche angemessen führen. Es hilft nicht, einfach nur klug zu sein - das allein nervt. Oder wie beliebt sind Schlaumeier noch mal? In der Schule werden sie gehänselt, später in der Firma gemieden."[13]

Im vorigen Zitat wurde Kommunikation erwähnt. Wer schlecht kommunizieren kann, könnte beispielsweise durchaus überdurchschnittlich intelligent sein, aber an einer Einschränkung aus dem Autismus-Spektrum leiden. Nehmen wir beispielsweise einen sog. Asperger, also einen funktionalen Autisten. Dieser Mensch kann ein begnadeter Informatiker sein, er muss aber keineswegs brillant in der Kommunikation mit anderen Menschen sein. Für dieses Buch nehmen wir an, dass Sie nur Stotterer sind.

Kennen Sie Ihre Kompetenzen?

Absolvieren Sie eine Kompetenzanalyse bei einem entsprechend fortgebildeten Experten. Diese Kompetenzanalyse zeigt Ihnen, in welchen Bereichen des normalen Lebens Sie Ihre Fähigkeiten am besten einbringen könnten.

Thomas und ich haben Kompetenzanalysen im Alter von Anfang bzw. Mitte 50 absolviert, um uns noch besser kennen zu lernen. Unsere Ergebnisse entsprachen unseren Einschätzungen und Erfahrungen; daraufhin stellten wir uns beruflich neu auf.

„Die Kompetenzanalyse Profil AC ist ein erprobtes und bewährtes Assessment-Center-Verfahren zur Ermittlung der individuellen überfachlichen und berufsbezogenen Kompetenzen sowie der Studien- und Berufsinteressen von Jugendlichen und Erwachsenen. Mit über 300.000 Verfahrensdurchführungen ist die Kompetenzanalyse Profil AC eines der meist eingesetzten Potenzialanalyseverfahren in Deutschland.“[14]

Das Land Rheinland-Pfalz beispielsweise hat an allen Schulen mit Bildungsgang Berufsreife entsprechende Kompetenzanalysen eingeführt.

„Landesweit wird bis 2021 an allen Schulen in Rheinland-Pfalz mit Bildungsgang Berufsreife die computer- und beobachtungsgestützte "Kompetenzanalyse Profil AC" eingeführt, um die individuelle Förderung von Kompetenzen und darauf aufbauend die Berufswahl ab Klasse 7 zu unterstützen.“[15]

Mit dem Ergebnis der Kompetenzanalyse wissen Sie, wohin Sie tendieren sollten, um zufrieden mit Ihren Tätigkeiten zu sein.

Kennen Sie Ihre Persönlichkeitsstruktur?

Absolvieren Sie eine AECDisc-Analyse oder eine ähnliche Persönlichkeitsstrukturanalyse. Die Analyse wertet Ihre Persönlichkeit aus und zeigt Ihnen, in welchem Maß Sie introvertiert oder extravertiert, aufgabenbezogen oder menschenbezogen sind. Außerdem zeigt das Ergebnis Ihnen Ihre Motivation, d.h. was Sie antreibt.

Thomas lässt seine Klienten diese Analyse in der Regel durchführen und bespricht ausführlich die Ergebnisse. Gemeinsam lassen wir als Mediatoren bei Paar-Mediationen die AECDisc-Analyse bearbeiten. Die Ergebnisse werden verbal und grafisch dargestellt. Die wesentlichen grafischen Darstellungen sind das AECDisc-Rad und die Motive.

Das AEC-Rad zeigt ihre natürliche und ihre angepasste Persönlichkeit. Fallen diese sehr auseinander, fühlen Sie sich unwohl, bekommen einen Burnout oder werden auf andere Weise krank. Als Beispiel: Nehmen Sie an, Sie seien Rechtshänder. Schreiben Sie Ihren Nachnamen sowie Ihren Geburtsort mit rechts. Dann schreiben Sie Ihren Nachnamen und Ihren Geburtsort mit links. Fühlen Sie den Unterschied. Mit Ihrer Führungshand waren Sie im natürlichen Stil, schneller und komfortabler und das Ergebnis war befriedigender.

Selbstverständlich machten Thomas und ich für uns selbst auch AECDisc-Analysen. Unseren Kindern schenkten wir jeweils diese Analyse. Als Beispiel sei hier zur Veranschaulichung Thomas AECDisc-Rad dargestellt:

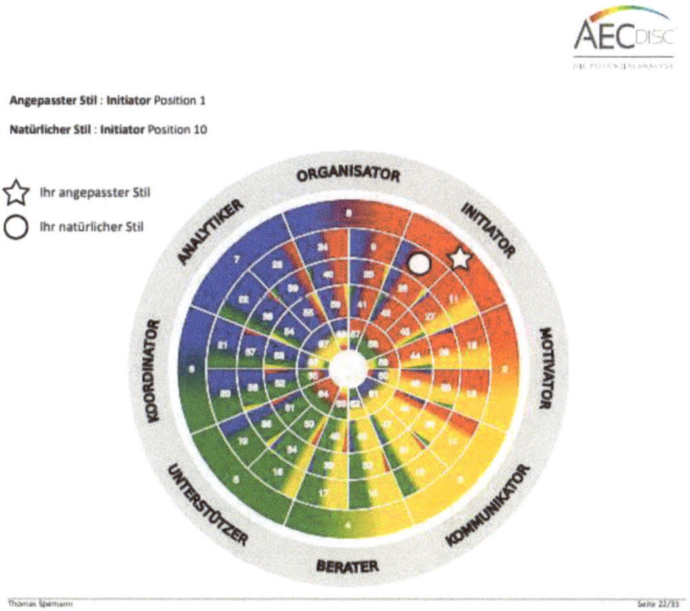

Das AECDisc-Rad zeigt die Persönlichkeitsstruktur und ob sich der Mensch entsprechend seines natürlichen Stils verhält, ob der Mensch eher introvertiert (linke Hälfte des AECDisc-Rades) oder extravertiert (rechte Hälfte des AECDisc-Rades), ob er eher aufgaben- (obere Hälfte des AECDisc-Rades) oder eher menschenbezogen ist (untere Hälfte des AECDisc-Rades).

Lebt der Mensch seinen natürlichen Stil, wird er sich wenig verbiegen und sich wohl fühlen.

Es zeigt auch, inwieweit der Mensch nahe an der Radnabe ist oder entfernter. Die Menschen, die näher an der Radnabe sind, kommen mit anderen Typen von Menschen eher leichter aus als die Menschen, die außen im Rad liegen. Ein Sozialarbeiter oder ein Krankenpfleger wird eher im grünen Bereich (unten links) seinen natürlichen Stil haben, also menschenzugewandt sich verhalten.

Für einen Ingenieur, der sich auf Daten und Zahlen stützen muss, wäre dies eher hinderlich; dieser wird sich eher im blauen Bereich (oben links) finden.

Ein Offizier, der seine Leute ins Feld schicken muss, um eine operative Aufgabe zu lösen, wird sich wahrscheinlich im roten Bereich (oben rechts) finden, also aufgabenorientiert und extravertiert.

Dagegen wird sich ein guter Verkäufer oder ein Politiker wahrscheinlich im gelben Bereich (unten rechts) finden, d.h. extravertiert und menschenbezogen sein.

Wichtig ist, dass die Analyseergebnisse keine Bewertungen sind, sondern neutral die Persönlichkeitsstruktur und die Motive der einzelnen Personen darstellen. Die Motive zeigen Ihnen, warum Sie etwas tun. Beispielsweise hat Thomas eine ausgeprägte kognitive Motivation. Er will alles verstehen und wissen.

Andere Menschen sind eher, beispielsweise, ökonomisch orientiert. Sie werden sich eher als Thomas durch finanzielle Anreize lenken und lenken lassen.

Mit der AECDisc-Analyse wissen Sie, wie Sie gegenüber anderen Menschen „ticken“ und mit welchem Typ Mensch Sie im Stress ganz schnell aneinandergeraten.

Thomas, der Mensch hinter dem Beispiel des AECDisc-Rades, ist eine aufgabenorientierte Führungskraft, für den andere Menschen weniger eine Rolle spielen als die Aufgabenerfüllung Thomas wird aus seiner Sicht im Stress sowohl mit Menschen Schwierigkeiten bekommen, die ständig einen runden Tisch verlangen („Dann lassen Sie uns dies diskutieren.“) als auch mit unpräzisen Menschen.

Herzlichen Glückwunsch!

Herzlichen Glückwunsch – Sie haben sich durchgebissen durch die Tatsachenfeststellungen und Analysen. Sie wissen jetzt ziemlich genau, wo Sie stehen. Sie wissen, wie intelligent Sie sind (IQ-Test), Sie wissen, welche Kompetenzen Sie haben (Kompetenzanalyse) und Sie haben erfahren, wie Ihre Persönlichkeitsstruktur ist, mit welchen Personen Sie im Stress Probleme haben könnten und was Sie motiviert. Es ist jetzt Zeit, dass Sie sich selbst akzeptieren und sich für den für Sie wichtigsten Menschen erklären.

Dem Ziel, sich selbst zu erkennen, sind Sie ein gutes Stück nähergekommen.

Zeit zum Durchatmen.

Und Zeit, sich anzunehmen, wie Sie sind. Ecken und Kanten zuzulassen.

Authentisch leben = stotterfrei leben

Thomas ist sich sicher: Sobald Sie authentisch leben, sind Sie stotterfrei.

Dabei heißt authentisch leben, dass Sie glaubwürdig leben, entsprechend Ihrer persönlichen Werte, beispielsweise Aufmerksamkeit, Dankbarkeit, Ehrlichkeit, Gerechtigkeit.

Es wird nach wie vor Arbeiten geben, die Sie weniger gerne erledigen als andere - darum geht es nicht. Ich möchte Ihnen dieses authentisch leben an einem Beispiel verdeutlichen, die das Leben mit Thomas betreffen.

Unser Triptychon

Wir malten zu Beginn unserer gemeinsamen Zeit, während unserer Hochzeitsreise, und unter Anleitung einer erfahrenen Malerin ein dreiteiliges Ölbild, ein Triptychon. Zunächst hatten wir beide eine natürliche Scheu, die drei weißen Leinwände mit Farbe zu bemalen. Schließlich nahm Thomas den Pinsel und legte über alle drei Leinwände im oberen Drittel den Hintergrund an. Damit löste sich auch meine Sperre und wir malten fleißig vor uns hin. Es ist eine Stärke von Thomas, mit großem Strich eine Strategie abzustecken oder die große Linie in einem Projekt festzulegen. Als es dann an einzelne Blütenblätter ging, war ich gefragt - Thomas legte sich ein bisschen hin. So ist das bis heute in unserem Büro. Die große Linie kann er besser, in Einzelheiten bin ich richtig gut. Wenn Thomas die große Linie anlegen kann, ist er in seinem Element, er ist authentisch.

Wenn wir im Büro inhaltlich gepflegte Auseinandersetzungen haben, bin ich die Seerose, die sich um Einzelheiten kümmert, und Thomas ist der Theatermaler, auf das Große fokussiert.

Fight - werden Sie ein Kämpfer für die eigene Sache

Manchmal muss sich der Mensch wegducken. Doch Sie haben eine ganz andere Herausforderung: Sie wollen auf keinen Fall mehr stottern, oder? Sie wollen Ihr ganz persönliches, stotterfreies Leben erreichen (siehe oben, Vision)?

Dann müssen Sie zum Fighter in eigener Sache werden. Sie müssen kämpfen. Leben ist Kampf - ganz besonders für Männer in der heutigen Zeit. Diese Zeit ist feminisiert. Männlichkeit gilt oft, zu Unrecht, als toxisch. Es gibt sie jedoch noch, die Archetypen beispielsweise. Die Gelegenheit, sich als Mann zu entwickeln, sind übersichtlich geworden.

Früher gab es allein schon durch die Wehrpflicht eine Möglichkeit, sich kameradschaftlich einzufinden in eine Gruppe. Politisch werden wir in Deutschland die Wehrpflicht irgendwann wieder einführen, um hoffentlich einen Krieg gegen unser Land zu verhindern. Der Vorteil wird sein, dass dann jeder junge Mann - und bei einer Unisex-Armee wie in Israel oder Norwegen - jeder junge Mensch lernt, gemeinsam zu dienen. Diese Prägung fehlt den heutigen jungen Leuten und trägt wesentlich zur Dekadenz unserer Gesellschaft bei.

Sowohl aufgrund von Erzählungen von Thomas als auch als Mutter eines Sohnes ist mir dieses Problem klar geworden. Thomas erzählt beispielsweise, dass es ihm sehr gutgetan hatte, 11 Jahre als Helfer im Bergungsdienst des Technischen Hilfswerks zu dienen. Der kameradschaftliche Umgang, den er erlebte, hat ihm geholfen bei seiner Entwicklung, weil er aufrichtige, klare Führung mit

Fürsorge erlebte. Noch heute denkt er dankbar an seinen Zugführer Hans-Jürgen Kasper, der in seiner zupackenden, humorvollen Art zeigte, wie Führung sein kann.

Es kommt noch etwas hinzu: es ist einfacher, draußen das Kämpfen zu üben als in seinem familiären Bereich. Draußen kann ich probieren, wie es ist, wenn ich mich durchsetze. Die Wunden sind in der Regel nicht so gewaltig, ebenso wenig die Streitigkeiten. Je mehr Sie sich in Ihrem engsten Familienbereich durchsetzen, umso schwieriger werden die Abgrenzungen und umso längerfristig sind die Folgen.

Das heißt nicht, dass Sie sich nicht auch in Ihrer Familie durchsetzen sollten. Sie sollten es nur nicht da als erstes üben.

Als wir über dieses Thema sprachen, erzählte Thomas von einem seiner Klienten, der mit 18 Jahren versucht hatte, sich gegenüber seinem Vater durchzusetzen. Hierauf seien sofort die Brüder seines Vaters angekommen und hätten ihn zur Rede gestellt. Das ist ein Beispiel für eine Auseinandersetzung, eine Abgrenzung, die notwendig sein dürfte, allerdings noch nicht sofort.

Der Junge muss erst Erfahrungen sammeln im Sich-Abgrenzen, muss einen Eigenwert erst erfahren und anerkennen, um sich konzentrierter seinem Vater entgegen stellen zu können. Es gehört aber zum Erwachsenwerden eines jungen Mannes, sich vom Vater abzusetzen. Früher gab man seinen Sohn in die Lehre zu einem fernen Anverwandten oder einem Fremden oder der Sohn diente als Soldat. In jedem Fall sammelte er in der Fremde eigene Erfahrungen und stieß sich auch, wie der Volksmund sagt, die Hörner ab.

Es wird deutlich, dass der Stotterer zunächst relativ unabhängig werden muss, um sich von der eigenen Familie abzugrenzen.

Ihre Grenzen beachten lassen - sich abgrenzen lernen

Die anderen Menschen kennen Sie in der Regel als sehr höflich, wohlerzogen und keinen Widerspruch äußernd. Ist auch klar: in der Vergangenheit hatten Sie sich entschieden für Flight oder Freeze, weniger für Fight. Dafür fehlte Ihnen die Courage. Doch jetzt gilt es, Courage zu zeigen und sich seinen Platz in der Welt zu erobern.

Um ganz bei sich zu sein, müssen Sie üben sich abzugrenzen.

Bitte erinnern Sie sich an das Menschlein, das alle seine Antennen ausgefahren hat, um nur jede tatsächliche oder hypothetische Gefahr absehen zu können (siehe Grafik Nr. 1). Dieses Menschlein ist weder ganz bei sich noch geerdet. Es ist nahe der Hysterie und zerfließt zwischen den anderen Menschen der Umgebung. Dieses Menschlein ist von Sorgen geplagt und hat ein schwieriges Leben, um allen Ansprüchen der anderen Menschen zu genügen. Solange Sie stottern, sind Sie zumindest teilweise wie dieses Menschlein.

Sie haben Ihren Standpunkt bestimmt. Sie wissen von sich, wo Ihr natürlicher Stil auf dem AEC-Rad liegt. In diesem natürlichen Stil wollen Sie zukünftig leben, hier fühlen Sie sich wohl. Es darf daran erinnert werden, dass die einzelnen Persönlichkeitsmerkmale keine Wertung beinhalten, lediglich Selbsterkenntnisse.

Wenn Sie also vor allem blau und introvertiert sind, verlangen Sie von sich nicht ab, die größte Partygänger zu werden.

Und wenn Sie vor allem rot und führungsstark sind, verlangen Sie nicht allzu viele demokratische Tugenden von sich.

Sollten Sie grün sein und empathiestark für andere Menschen, versuchen Sie möglichst von sich nicht, irgendwelche Situationen zu managen, wo rasches Entscheiden angesagt ist.

Und wenn Sie ein gelbes Verkaufstalent sind, vermeiden Sie einen Job, wo es hauptsächlich auf Daten und Fakten ankommt. Damit will ich sagen: Leben Sie authentisch, üben Sie das. Sie werden sich wohl fühlen damit.

Dazu gehören weitere Erkenntnisse in der Kunst der Kommunikation. Thomas erzählte mir, dass er es sehr erhellend fand, die gewaltfreie Kommunikation nach Marshall Rosenberg zu erlernen. Nach seinen Angaben setzte er die vier Schritte der gewaltfreien Kommunikation sogar manchmal erfolgreich in seiner früheren Tätigkeit als Rechtsanwalt ein.

Bei der gewaltfreien Kommunikation spricht der Sprecher nur über sich und über seine Bedürfnisse und Gefühle. Jegliches Bewerten des Gegenübers wird vermieden.

Die vier entscheidenden Schritte zur Formulierung eines gewaltfreien Appells oder Dankes sind:

1. Darstellung des Sachverhaltes ohne Bewertung
2. Schilderung des eigenen Bedürfnisses
3. Wiedergabe der eigenen Gefühle
4. Appell (Bitte) oder Dank

Nehmen Sie als Beispiel an, dass Sie sich bei einem früheren Lehrer bedanken möchten für seine wertvolle pädagogische Arbeit. Dieser Dank könnte gewaltfrei wie folgt formuliert werden:

1.

Herr Dr. Herrmann, Sie waren jahrelang unser Klassenlehrer und unterrichteten uns in Englisch und Geschichte. Dabei haben Sie uns durch Vorbild und bestimmte Äußerungen Lebensart beigebracht, weit über den Unterrichtsstoff hinaus.

2. Es ist mir wichtig, Ihnen zu sagen, dass ich aus Ihrem Unterricht - bei allen Diskussionen bedingt durch meine Pubertät - sehr viel mitgenommen, was über den reinen Unterrichtsstoff hinausging. Noch heute, nach Jahrzehnten, fällt mir manchmal eine Ihrer Aussagen ein, die Sie uns regelmäßig augenzwinkernd und humorvoll mitteilten.

3. Ich fühlte mich von Ihnen trotz meiner Jugend als Mensch respektiert.

4. Dafür möchte ich Ihnen von ganzem Herzen danken.

Als Konfliktfall könnte man sich vorstellen, dass ein Jugendlicher (Michael) nach der Schule zuhause erst einmal ankommen möchte, bevor er mit Fragen seiner Familienangehörigen gelöchert wird. Er bedarf einfach der Ruhe, um anzukommen. Dies möchte Michael seiner Familie mitteilen. Diese Mitteilung könnte wie folgt aussehen, mündlich oder schriftlich:

1. Ihr Lieben, sehr häufig, wenn ich soeben von der Schule heimgekommen bin, stürmt Ihr mit Fragen zum Tagesgeschehen auf mich ein.

2. Es ist mir ein Bedürfnis, zuerst einmal anzukommen, mich einzurichten, einen Moment der Ruhe zu haben.

3. Euer stürmisches Fragen lässt mich schlecht gelaunt antworten, weil ich das Gefühl habe, dass Ihr mein Bedürfnis nach ein wenig Ruhe und Entspannung missachtet. Dabei

möchte ich gerne mit Euch sprechen, sobald ich ein wenig angekommen bin.

4. Bitte lasst mir nach dem Ankommen eine halbe Stunde Zeit und Luft, um anzukommen. Dann werde ich gerne mit Euch sprechen.

Sie werden erfahren, dass die meisten Gesprächspartner verständnisvoll reagieren werden.

Anlässlich eines Workshops zur Gewaltfreien Kommunikation erfuhr Thomas auch den Unterschied zwischen Erwartung und Bitte. Wenn ein anderer Mensch von Ihnen etwas erwartet und Sie lehnen dies ab, d.h. Sie enttäuschen seine Erwartung, dann wird der andere Mensch ärgerlich und wütend werden. Er glaubt, einen Anspruch gegen Sie zu haben. Hat er Sie dagegen um etwas gebeten und Sie lehnen zum gegenwärtigen Zeitpunkt diese Bitte ab, wird er Ihnen diese Freiheit lassen und Ihre Ablehnung akzeptieren.

Sobald Sie praktizieren, sich abzugrenzen, werden Sie viele Erwartungen enttäuschen. Manche Menschen werden sich von Ihnen abwenden. Sagen Sie sich dann: Sie fahren im Zug Ihres Lebens und wer aussteigen will, möge bitte aussteigen. Andere Menschen werden den Zug besteigen, die besser zu Ihnen passen.

Dabei bestimmen Sie selbst, wie weit Sie Ihr Ziel erreichen wollen, ein stotterfreies Leben zu erreichen. Dazu eine kleine Geschichte, die ich selbst mit Thomas erlebte, da ich die Klientin kennenlernen durfte.

Abgrenzung nur im Beruf?

Thomas beriet vor ein paar Jahren eine junge Frau, die berufstätig war und ziemlich selbstbewusst erschien. Sie war noch Stotterin und war, frustriert von einem holländischen teuren logopädischen Training, zu Thomas gekommen.

Ein paar Sitzungen arbeiteten beide erfolgreich zusammen. Das Reststottern der jungen Frau wurde erkennbar weniger. Als es allerdings daran ging, sich von ihrer Familie abzugrenzen, wollte die junge Frau zum damaligen Zeitpunkt nicht weitergehen. Die Nähe zu ihrer Familie war ihr wichtiger als ihr Ziel, zu einem komplett stotterfreien Leben zu gelangen. So entwickelte sie sich solange fort, bis sie an der Arbeit kein Stottern mehr erlebte. Fuhr sie ab und zu ihre entfernt lebende Familie besuchen, stotterte sie wiederum - nur für die Zeit mit ihrer Familie. Da dies für die junge Frau so gut war, beendete Thomas die Arbeit mit ihr einvernehmlich.

Die Geschichte der jungen Dame zeigt, dass Sie selbst den Grad der Abgrenzung bestimmen, den Sie erreichen wollen.

Kümmern Sie sich um Ihr inneres Kind

Teil Ihres Heilungsprozesses dürfte es werden, dass Sie sich Ihres Inneren Kindes annehmen. Sie werden dabei lernen, dass Sie jetzt groß und stark und erwachsen sind. Es gibt einen inneren Teil von Ihnen, der drei oder vier Jahre alt geblieben ist. Dieser sehr jung gebliebene Anteil Ihrer Persönlichkeit ist Ihr inneres Kind. Nehmen Sie es an als ein Teil von Ihnen.

Übernehmen Sie die Verantwortung und schützen Sie Ihr Inneres Kind. Diese Übungen zum Inneren Kind bedürfen nach Thomas Einschätzung kundiger Begleitung, Geduld und Zeit. Thomas erzählte mir, wie sehr ihn diese Übungen mit dem Inneren Kind ihn selbst ermächtigt haben, ihn haben erwachsen werden lassen.

Wo die Angst ist, muss man hin

Mit Ende 40 suchte Thomas nochmals Gespräche mit einem erfahrenen Psychologen. Er hatte einen eigenen IQ-Test absolviert und daraus wertvolle Erkenntnisse für sich gewinnen können. Und in all den Gespräche stach eine Äußerung hervor: *„Wo die Angst ist, musst Du hingehen!“*

In sich hören, entscheiden und sagen, was Sie wirklich-wirklich sagen wollen

Auf dem Weg zu einem stotterfreien Leben werden Sie aufmerken, wann Sie anfangen zu stottern.

In einer kurzen Phase Ihrer Entwicklung werden Sie sich in diesem Moment gezielt zurücknehmen, sich entscheiden, was Sie wirklich sagen wollen und dies dann auch sagen - egal, wer Ihnen zuhört.

Das Moment des sich Zurücknehmens und Besinnens, was Sie wirklich-wirklich mitteilen möchten, ist der Moment der Erdung, des Einfahrens Ihrer Antennen.

Sobald Sie dies ein paar Wochen oder Monate geübt haben, wird es Ihnen in Fleisch und Blut übergehen und Sie werden nicht mehr länger darüber nachdenken.

Danach wird Ihnen auffallen, in welchem Moment Sie „eigentlich" hätten stottern müssen und es unterließen - Sie werden über sich staunen und lächeln.

Üben, üben, üben

Es ist Ihre Vision, zu einem stotterfreien Leben zu gelangen. Sie können dahin kommen - Thomas hat es auch geschafft. Es gab Rückschläge, doch letztlich hatte er es mit 28 Jahren soweit geschafft, dass Dritte sein Stottern nicht mehr erkannten. Es dauerte weitere 15 Jahre, bevor er auch kein inneres Stottern mehr spürte. Diese Entwicklung ging still vor sich und, wie Thomas mir erzählte, nur für ihn erkennbar.

Jeder Tag war Übung im stotterfreien Leben, seitdem Thomas im Zweiten juristischen Staatsexamen seinen Aktenvortrag verstottert hatte. Er erzählte mir, dass die halbe Stunde danach eine konkrete Suizidgefährdung bestanden habe. Dem Leiter seines Prüfungsausschusses im Hessischen Justizministerium ist Thomas heute noch dankbar. Der Herr nahm sich eine halbe Stunde Zeit und ermutigte Thomas, weiter zu gehen.

Als Thomas sich ein wenig erholt hatte von seiner verstotterten mündlichen Staatsprüfung wollte er sich und anderen zeigen, dass er etwas „auf dem Kasten" habe und entschied sich, Wirtschaftsprüfer zu werden.

Wirtschaftsprüfer war damals im Jahr 1987 ein Eliteberuf mit dem schwersten betriebswirtschaftlichen Examen im Markt. Thomas hatte bereits in seiner Referendarzeit die Fortbildung zum Fachanwalt für Steuerrecht absolviert und sich mit Buchhaltung beschäftigt. Auch hatte er ein Praktikum in einem Wirtschaftsprüfungsbüro absolviert. Er bewarb sich bei Arthur Andersen, der 1987 härtesten, amerikanischsten Wirtschaftsprüfungsgesellschaft. Thomas wurde eingestellt in die Prüfungsabteilung des Frankfurter Büros. Gleich am ersten Arbeitstag flog Arthur Andersen die neu eingestellten Prüfungsassistenten nach Chicago zum Firmwide Audit Staff Training. Thomas genoss es. Die Amerikaner hatten klare Regeln, die beachtet werden mussten - ansonsten gab es viel Freiraum. Arthur Andersen war die einzige wirkliche Partnerschaft unter den großen Wirtschaftsprüfungsgesellschaften. Thomas musste hart arbeiten, doch es machte ihm viel Freude. Er machte recht schnell Karriere. Er entschloss sich, 1993 den sog. Voll-WP anzugehen. Dies bedeutete, dass er sämtliche Klausuren (Prüfungswesen, Recht, Steuern) in einem Zug zu schreiben haben würde. Er lernte nebenher darauf zwei Jahre zu und bestand dann sein WP-Examen als Bester des Durchgangs, wie der Prüfungsvorsitzende ihm mitteilte. Diese Mal hatte er seinen Aktenvortrag fehler- und stotterfrei vorgetragen.

Thomas machte weiterhin schnell Karriere, stieg schließlich zum Internationalen Partner auf und verließ Arthur Andersen, als die von Ernst & Young übernommen wurde.

Thomas kämpfte für sich, für neuen Umsatz und für die ihm anvertrauten Kolleginnen und Kollegen. Er war authentisch und furchtlos. So schildert er sich und so schildern ihn frühere Kollegen. So habe ich ihn vor über sieben Jahren kennengelernt.

Journaling: Ein Erfolgsheft unterstützt

Halten Sie Ihre Ziele und Ihren Zielerreichungsgrad fest. Sie müssen nicht täglich Notizen eintragen. Aber wenn Sie Erfolge hatten, sollten Sie diese am Ende des Tages aufschreiben. Schreiben Sie auf, was infolge des Erfolgs Freude gemacht hat, worüber Sie gelacht und sich gefreut haben.

Nehmen Sie dadurch aufmerksamer wahr, sich selbst, Ihre Aktionen und Reaktionen. Darum geht es: Werden Sie aufmerksamer auf sich selbst. Sie erinnern sich an die Grafik mit dem Menschlein mit den Antennen: Fahren Sie viele Ihrer Antennen dauerhaft nach innen, hören Sie, was Ihnen guttut, wo Sie sich mit sich eins fühlen oder auch, wo Sie dauerhaft widerwillig sind. Scheiden Sie Energiefresser aus Ihrem Leben aus: bemerken Sie die Menschen, die Ihnen weniger gut tun und grenzen Sie sich, soweit wie möglich, ab.

Nobody is perfect – bitte mehr Humor zulassen

Immer, wenn man etwas ganz besonders gut machen möchte, schießt man hin und wieder über das eigene Ziel hinaus.

Im Fall der notwendigen Abgrenzung: Den einen oder anderen Menschen werden Sie unnötig grob vor den Kopf stoßen. Deshalb wäre es nützlich, wenn Sie nach dem Punkt B (siehe oben, Grafik…) auch übten, Ihre Ansichten und Abgrenzungen auszudrücken, ohne das Gegenüber zu grob zu behandeln.

Mit Thomas eigenen Worten in Sachen Selbstschädigung:

Ende Dezember 2002 gab Thomas mit seinem Team bei Kroll Inc. ein Szenario über den zu diesem Zeitpunkt anstehenden Irak-Krieg heraus. Infolge dieses Szenarios lud Sabine Christiansen Thomas ein zur Talkshow eines Sonntagsabends im Frühjahr 2003. Diese Talkshow war damals die führende politische Talkshow in Deutschland. Es war der Abend von drei Landtagswahlen. Zugegen waren im Uhrzeigersinn Hr. Bsirske (VERD.I), Hr. Westerwelle (FDP), Herr Clement (Superminister Finanzen und Wirtschaft), Sabine Christiansen (Moderatorin), Hr. Merz (heutiger CDU-Vorsitzender), Fr. Beer (GRÜNE) und Thomas. Thomas hatte schon Radio- und Fernsehtrainings absolviert und Fernsehauftritte gehabt. Doch dieser Abend überstieg alle bisherigen Zuschauerzahlen. Aufgrund der drei Landtagswahlen waren nach Angaben des Studios live 26 Millionen Zuschauer zugeschaltet. Es ging die ersten 43 Minuten um die drei Landtagswahlen. Alle Politiker bezeichneten sich als Sieger. Thomas schwieg, litt und lächelte, denn er hatte die Rolle des Wirtschaftsvertreters des Abends. Nach 43

Minuten fragte plötzlich Sabine Christiansen: „Herr Spemann, was würden Sie mit den hier anwesenden Politikern tun, wenn Sie die Deutschland AG führen würden?“ Thomas beugte sich leicht vor, zeigte mit dem Zeigefinger auf die Anwesenden, beginnend bei Hr. Bsirske, und meinte: „Feuern, Abmahnen, Feuern, Abmahnen, Feuern!“. Ein typischer Fall einer aufrichtigen, doch fehlgeleiteten Kommunikation. Die Herren Bsirske und Clement wurden ob der Majestätsbeleidigungen aschfahl. Frau Beer verstand nichts. Der Abend war gelaufen. Auf der anschließenden Studioparty war Thomas wie ein Geist, den niemand erkannte, er war praktisch nicht existent.

Am nächsten Morgen flog Thomas von Berlin zu einem Meeting nach München. Als er aus dem Flughafengebäude trat, schlugen ihm mehrere Taxifahrer auf die Schulter. Denen habe er es gestern gegeben.

Sie können sich denken: Thomas hat niemals wieder politisch einen Fuß auf den Boden bekommen.

Nein, Sie sollen jetzt nicht anfangen, anderen Menschen nach dem Mund zu reden. Das haben Sie vielleicht früher getan. Jetzt sind Authentizität und Wahrhaftigkeit angesagt - was in der Regel klare Worte mit gewisser Höflichkeit kombiniert.

Probieren Sie aus, was Ihnen sonst noch hilft

Je mehr Sie den oben beschriebenen Flow Zustand erreichen, umso mehr wollen Sie ihn wieder erleben. Im Flow Zustand werden Sie kein Stottern erleben.

Nachfolgend aufgezählte Aktivitäten sollen Sie anregen, über diese und weitere Tätigkeiten nachzudenken und diese auszuprobieren, damit Sie herausfinden, was Ihnen guttut als Ausgleich zum täglichen Kampf.

Autogenes Training

„Das autogene Training ist ein weiteres, in Deutschland verbreitetes, jedoch im Vergleich mit der progressiven Muskelentspannung weniger gut wissenschaftlich untersuchtes Entspannungsverfahren. Da es auch schwerer zu erlernen ist als die progressive Muskelentspannung, ist es nicht generell zu empfehlen.

Das autogene Training wurde 1932 von dem deutschen Arzt Johannes H. Schultz (1884–1970) entwickelt. Dieser hatte sich lange mit der Hypnose beschäftigt und kannte die Wirkung von Suggestionen. Schultz' Ziel war es, sich über die Selbstbeeinflussung in den Zustand der Entspannung zu versetzen."

Das autogene Training stellt eine Form der Selbsthypnose dar, die ein Umschalten der körperlichen, vegetativen Funktionen (wie z.B. Durchblutung, Pulsschlag, Atmung) in einen Ruhezustand zur Folge hat. Der entspannte Zustand wird nicht wie bei der progressiven Muskelentspannung indirekt über einen willkürlichen Prozess, das bewusste Anspannen der Muskeln, erreicht. Vielmehr gelangt man hier direkt über gedankliche Konzentration zur Ruhe."[16]

Thomas stieg in diese Welt ein mit einem Training in Autogenem Training, als er 14 Jahre alt war. Was ihn seither interessierte, war die Oberstufe, die es erlaubt, sich Affirmationen selbst anzueignen, um die eigene Entwicklung zu fördern.

Meditation

Meditation stellt einen Flow Zustand her - tiefe, entspannte Konzentration.

Hypnose zur Entscheidungsfestigung

Nein, keine Showhypnose, wo Sie Kleidung ablegen oder sonst fremdgesteuerte Tätigkeiten vornehmen. Es geht um ernsthafte Hypnose. Thomas ist HypnoCoach und ließ sich in Hypnose umfassend fortbilden.

Seiner Ansicht nach kann Hypnose helfen, sich zu entspannen, in einen Flow Zustand zu kommen, Entscheidungen abzusichern oder einmal getroffene Entscheidungen mit konsequenter Haltung umzusetzen. In der Hypnose bleibt der Klient ansprechbar, es findet grundsätzlich keine körperliche Berührung statt. Der Hypnotiseur spricht zum Klienten.

Dies gilt beispielsweise für die Raucherentwöhnung. Natürlich gilt dies auch für die Entscheidung, ein stotterfreies Leben zu führen und diese Vision konsequent zu verfolgen.

„Die Hypnose zählt wohl zu den ältesten Methoden, die Eingang in die Psychotherapie gefunden haben. Schon im antiken Ägypten wurde diese Methode der Suggestion praktiziert, schon damals verstand man also die Beeinflussung des Denkens, Fühlens, Wollens und Handelns eines Menschen durch einen anderen. Die moderne Hypnose dient als Kurzzeit-Therapie, die rasch und zielgerichtet arbeitet. … Mithilfe der Hypnose werden Patienten in einen Zustand veränderten Bewusstseins versetzt (Trance). Zugleich schalten die vegetativen Körperfunktionen (z.B. Atmung) in Richtung Entspannung um. Diesen auf Empfindungen beschränkten Bewusstseinszustand nutzt der Therapeut für bestimmte Suggestionen – je nach Krankheits- oder Beschwerdebild. Trotz des Gefühls der Schwere und Schläfrigkeit handelt es sich bei der

Hypnose um keinen schlafähnlichen Zustand, wie man mittels eines Elektroenzephalogramms (EEG) messen kann."[17]

Krav Maga, Wing Chun oder eine andere Kampfsportart

Wenn Sie ein Krieger in eigener Sache sein wollen und entsprechend eine gesunde Aggressivität fördern möchten, könnten Sie überlegen, ob Sie anstatt einer anderen Sportart gleich eine Kampfsportart lernen möchten, beispielsweise Krav Maga oder Wing Chun.

„KRAV MAGA ist hebräisch und bedeutet Kontaktkampf... KRAV MAGA ist Selbstverteidigung für den Ernstfall. Für Situationen in denen ihr euch oder andere verteidigen müsst. Und darin liegt auch schon der wesentliche Unterschied zu Kampfkünsten und Kampfsportarten. KRAV MAGA folgt keinen traditionellen Bewegungsabläufen oder sportlichen Wettkampfregeln, sondern trainiert den reinen Selbstschutz.“[18]

„Beim Wing Chun geht es um Selbstverteidigung durch einen Angriff. Den Kampf so schnell als möglich zu gewinnen. Den Gegner innerhalb von Sekunden kampfunfähig machen. Egal wir groß oder kräftig der Gegner ist. Egal wie gut dabei meine Kondition ist. Dafür nutzt dieser Kung Fu Stil die Fähigkeiten, die in jedem Menschen schlummern. Wing Chun ist kein Wettkampfsport, es ist eine Selbstverteidigung für die Schwächeren. Der Übende muss keine Voraussetzungen erfüllen an Kraft oder artistisches Können. Es gibt spezielle Übungsgruppen für Frauen, Kinder, Jugendliche und Senioren.“[19]

Progressive Muskelentspannung nach Jacobson

„Der amerikanische Physiologe Edmund Jacobson (1885-1976) gilt als der Begründer der progressiven Muskelentspannung. Er hatte im Jahr 1929 entdeckt, dass sich die Muskelspannung bei Gefühlen der Unruhe oder Erregung deutlich erhöht. Umgekehrt reduziert sich Angst, wenn es gelingt, die Muskelspannung zu verringern. Während die progressive Muskelentspannung in ihrer ursprünglichen Form in über 50 Sitzungen erlernt werden musste, praktiziert man heute verschiedene vereinfachte Versionen: Sie enthält eine verringerte Zahl an Übungen und kann in nur wenigen Stunden erlernt werden."[20]

Qi Gong

„Die Chinesen praktizieren seit über 4000 Jahren Qigong. Die Übungen sind ein Element des Tai-Chi, einer meditativen Bewegungskunst mit zeitlupenartigen, fließenden Körperübungen, die der altchinesischen Kampfkunst nachempfunden sind. Als ein wesentlicher Bestandteil der chinesischen Medizin trägt Qigong zum Erhalt und zur Wiederherstellung von Gesundheit und Wohlbefinden bei. Qi steht für die Lebensenergie, Gong bedeutet Arbeit oder Übung. Mittels Bewegungs-, Atem- und Meditationsübungen sollen Blockaden in den Energiebahnen des Körpers, den Meridianen, gelöst werden, um das Qi im Körper wieder zum Fließen zu bringen."[21]

Singen in einem Chor

Chorsingen erfreut viele Menschen weltweit. Es ist das Erleben von gemeinsamem Agieren und der Musik. Vielleicht würde Ihnen dies Entspannung, Erdung und Freude bereiten?

Sport treiben

Im antiken Rom galt der Leitsatz: „Mens sana in corpore sano". *„Die lateinische Redewendung, nach der ein gesunder Geist in einem gesunden Körper steckt (auch wenn die Intention bei Juvenal etwas anders war), hat durchaus ihre Berechtigung für Schüler. Wenn diese morgens mit dem Rad, statt mit dem Bus zur Schule fahren, „tanken" sie Sauerstoff.*
Die verbesserte Durchblutung könnte Konzentration und Aufmerksamkeit stärken. Die Anstrengung führt zudem zur Ausschüttung von Nordadrenalin. Es könnte helfen, den Schulstress zu ertragen. Endorphine verbessern die Stimmung."[22]

Auf die mögliche Nützlichkeit, eine Kampfsportart zu trainieren, wurde oben bereits hingewiesen.

Ziel: Erdung

Diese vorgenannte Aufzählung ist unvollständig. Bitte orientieren Sie sich selbst weiter. Es geht letztlich dabei um Erdung, um ganz bei sich sein.

Wenn Sie gut geerdet sind, wenn Sie ganz bei sich sind und sich nicht verfangen in hypothetischen Überlegungen und Ängsten, dann werden Sie kein Stottern mehr erleben.

Ausblick

Thomas berichtete mir, dass er, seit er kein Stotterer mehr ist, allmählich immer mehr seiner Energie einsetzen kann und nicht mehr zerfasert festhängt zwischen fremden Erwartungen.

Thomas hat sein Leben, seit er kein Stotterer mehr war, als sehr lebendig und spannend bezeichnet.

Ich wünsche Ihnen, dass dieses E-Book Ihnen Mut macht, den Weg zu einem stotterfreien Leben einzuschlagen und konsequent zu gehen.

In diesem E-Book bin ich nicht eingegangen auf die sonstigen Auswirkungen des Stotterns auf Liebe und Sexualität. Dies bleibt einem weiteren E-Book vorbehalten.

Alles Gute,

Ihre Patricia Spemann-Nagel

---

1. Dilling, Mombour, Schmidt (Hrsg.), ICD-10, 10. Auflage Bern 2015
2. https://flexikon.doccheck.com/de/DSM-5
3. https://www.neurologen-und-psychiater-im-netz.org/neurologie/news-archiv/artikel/stottern-ist-situationsabhaengig-und-haengt-von-anforderungen-ab
4. Charles Van Riper, „Die Behandlung des Stotterns", Auflage Köln 2016
5.

https://www.hessenschau.de/gesellschaft/stottertherapie-wenn-worte-nicht-ueber-die-lippen-kommen,stottertherapie-kassel-102.html

6. Brunnhuber, Frauenknecht, Lieb, Intensivkurs Psychiatrie und Psychotherapie, 5. Auflage München/Jena 2005, S. 277

7. *https://www.nowtation.com/flow-zustand*

8. Johann Hari, „Wir haben keine normalen Gehirne mehr", NZZ v. 07.02.2022

9. https://lefthander-consulting.org

10. https://www.ndr.de/ratgeber/gesundheit/Was-ist-Intelligenz,intelligenz114.html

11. https://www.spiegel.de/karriere/intelligenz-und-iq-tests-sollten-beim-berufseinstieg-wichtiger-werden-a-926059.html

12. https://www.focus.de/wissen/mensch/hauptschueler-iq-unter-100-logik-studie_id_2448990.html

13. https://www.spiegel.de/karriere/intelligenz-und-iq-tests-sollten-beim-berufseinstieg-wichtiger-werden-a-926059.html

14. *https://www.profil-ac.de/*

15. *https://berufsorientierung.bildung-rp.de/lehrkraefte/kompetenzfeststellung-profil-ac.html*

ttps://www.neurologen-und-psychiater-im-
rg/psychiatrie-psychosomatik-psychothera-
apie/entspannungsverfahren/autogenes-training

www.neurologen-und-psychiater-im-
hiatrie-psychosomatik-psychothera-

pie/therapie/entspannungsverfahren/ moderne-hypnose

18. https://www.kravmagadepartment.de/was-ist-krav-maga/

19. *https://kampfsportarten-abc.de/kampfsportarten-liste/wing-chun/*

20. https://www.neurologen-und-psychiater-im-netz.org/psychiatrie-psychosomatik-psychotherapie/therapie/ entspannungs-verfahren/progressive-muskel-entspannung

21. https://www.tk.de/techniker/magazin/sport/basics/qigong-koordination-koerperwahrnehmung-2007222?tkcm=aaus

22. https://www.aerzteblatt.de/blog/48611/Mens-sana-in-corpore-sano